FACULTÉ DE MÉDECINE DE PARIS

ANNÉE 1901 # THÈSE Nᵒ

POUR

LE DOCTORAT EN MÉDECINE

Présentée et soutenue le Jeudi 20 Juin 1901, à 1 heure

PAR

Delphin PICHARDIE

Né à La Renaudie (Dordogne) le 29 novembre 1873

CONSIDÉRATIONS

SUR

L'INTOXICATION SATURNINE

ET EN PARTICULIER

LA PARALYSIE CHEZ LES OUVRIÈRES

EN FLEURS ARTIFICIELLES

Président : M. RAYMOND, Professeur.
Juges : MM. BROUARDEL, Professeur.
THOINOT et CHASSEVANT, agrégés.

Le candidat répondra aux questions qui lui seront faites
sur les diverses parties de l'enseignement médical

PARIS

Imprimerie de la Faculté de Médecine

L. BOYER

15, Rue Racine, 15

1901

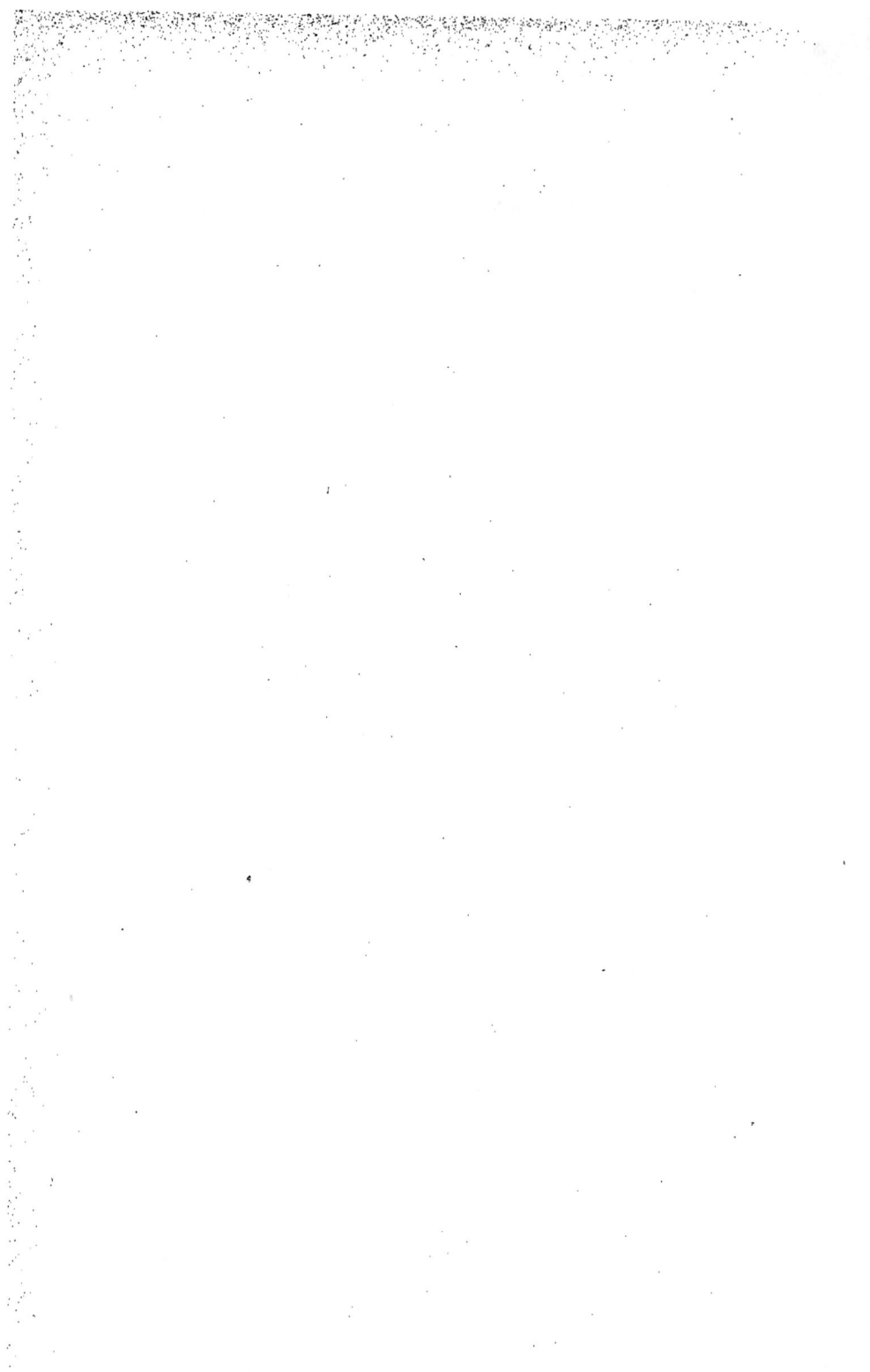

FACULTÉ DE MÉDECINE DE PARIS

ANNÉE 1901

THÈSE

Nº

POUR

LE DOCTORAT EN MÉDECINE

Présentée et soutenue le Jeudi 20 Juin 1901, à 1 heure

PAR

Delphin PICHARDIE

Né à La Renaudie (Dordogne) le 29 novembre 1873

CONSIDÉRATIONS

SUR

L'INTOXICATION SATURNINE

ET EN PARTICULIER

LA PARALYSIE CHEZ LES OUVRIÈRES

EN FLEURS ARTIFICIELLES

Président :　M. RAYMOND, Professeur.

Juges :　MM. BROUARDEL, Professeur.

THOINOT et CHASSEVANT, agrégés.

Le candidat répondra aux questions qui lui seront faites
sur les diverses parties de l'enseignement médical

PARIS

Imprimerie de la Faculté de Médecine

L. BOYER

15, Rue Racine, 15

1901

Doyen : M. BROUARDEL.

PROFESSEURS

Anatomie, MM. FARABEUF.— Physiologie, Ch. RICHET.— Physique médicale. GARIEL. — Chimie organique et chimie minérale, GAUTIER.— Histoire naturelle médicale, BLANCHARD. Pathologie et thérapeutiques générales, BOUCHARD. — Pathologie médicale, HUTINEL, BRISSAUD. — Pathologie chirurgicale, LANNELONGUF. — Anatomie pathologique, CORNIL.— Histologie, Matuias DUVAL.—Opérations et appareils,BERGER. — Pharmacologie et matière médicale, POUCHET. — Thérapeutique, LANDOUZY. — Hygiène, PROUST. — Médecine légale, BROUARDEL.. — Histoire de la médecine et de la chirurgie, N.— Pathologie expérimentale et comparée,CHANTEMESSE.
Clinique médicale, MM. JACCOUD. HAYEM, DIEULAFOY, DEBOVE. — Clinique des maladies des enfants, GRANCHER. — Clinique de pathologie mentale et des maladies de l'encéphale, JOFFROY. — Clinique des maladies syphilitiques, FOURNIER. —Clinique des maladies du système nerveux,RAYMOND. — Clinique chirurgicale, TERRIER, DUPLAY, LE DENTU, TILLAUX. — Clinique ophtalmologique, PANAS. — Clinique des maladies des voies urinaires, GUYON. — Clinique d'accouchement. BUDIN, PINARD. — Clinique gynécologique, POZZI. — Clinique chirurgicale infantile, KIRMISSON.

AGRÉGÉS EN EXERCICE

MM.	MM.	MM.	MM.
ACHARD	DESGREZ	LEGUEU	TEISSIER
ALBARRAN	DUPRE	LEJARS	THIERY
ANDRE	FAURE	LEPAGE	THIROLOIX
BONNAIRE	GAUCHER	MARFAN	THOINOT
BROCA Auguste	GILLES DE LA	MAUCLAIRE	VAQUEZ
BROCA André	TOURETTE	MÉNÉTRIER	VARNIER
CHARRIN	HARTMANN	MERY	WALLICH
CHASSEVANT	HEIM	REMY	WALTER
DELBET	LANGLOIS	ROGER	WIDAL
	LAUNOIS	SEBILEAU	WURTZ

Chef des Travaux anatomiques......... M. RIEFFEL

Par délibération, en date du 9 décembre 1798, l'Ecole a arrêté que les opinions émises dans les dissertations qui lui seront présentées, doivent être considérées comme propres à leurs auteurs et qu'elle n'entend leur donner aucune approbation ni improbation,

MEIS ET AMICIS

A mon Président de Thèse :

MONSIEUR LE PROFESSEUR RAYMOND

Membre de l'Académie de Médecine
Officier de la Légion d'honneur

Introduction

Les différentes causes d'intoxication par le plomb sont actuellement bien connues, et la liste est longue de toutes les professions qui, utilisant ce métal, exposent leurs ouvriers aux accidents saturnins.

Il semblait qu'après les travaux si complets des hygiénistes, les exposés de Manouvriez, il n'y eût plus rien à ajouter à ce que l'on a si justement appelé le « martyrologe » du plomb.

Cependant les transformations incessantes que subissent les méthodes industrielles nous exposent chaque jour à rencontrer, sinon de nouvelles manifestations morbides, du moins de nouvelles causes de maladies.

Cette année encore, dans sa thèse inaugurale, M. Mazin nous montrait, que dans la décoration des fameuses porcelaines de Limoges, une nouvelle méthode plus rapide, le poudrage à la main ou au tamis, était venue remplacer le long et minutieux travail au pinceau des anciens artistes, créant rapidement de nombreux cas d'accidents saturnins.

Il y a quatre ans, MM. J.-B. Charcot et Yvon publiaient un cas de paralysie saturnine survenue chez une jeune femme occupée à la fabrication de fleurs artificielles et maniant pour cela des papiers plombifères.

Un cas identique s'est présenté dernièrement à la Clinique nerveuse de la Salpêtrière, et c'est en entendant une leçon de Monsieur le Professeur Raymond sur cette cause peu connue d'intoxication saturnine professionnelle que nous est venue l'idée de rechercher si elle n'était pas plus fréquente qu'on pouvait le croire.

Nos recherches n'ont malheureusement pas été couronnées de succès et l'enquête à laquelle nous nous sommes livrés dans plusieurs ateliers de fleurs artificielles ne nous a pas révélé de cas analogues.

Il nous a néanmoins paru intéressant de rapporter ici cette observation et d'en faire le sujet de ce travail pour bien établir que, si les ouvrières en fleurs artificielles sont surtout soumises à l'intoxication arsenicale, elles peuvent également subir les effets nocifs du plomb, et en signalant ce danger, contribuer peut-être à le faire disparaître, tellement sont simples les précautions hygiéniques qui peuvent y soustraire.

Que M. le Professeur Raymond, qui a bien voulu nous communiquer cette observation, daigne agréer ici tous nos remerciements. Il nous fait de plus l'insigne honneur d'accepter la présidence de notre thèse : nous ne saurions lui en être trop reconnaissant.

Chapitre Premier

**Résumé des différentes causes profession-
nelles d'intoxication saturnine. Mode de
pénétration du plomb dans l'organisme.**

Les multiples causes d'intoxication saturnine peuvent être ramenées à trois chefs principaux :

1º Le travail dans les mines de plomb ;

2º La fabrication de certaines préparations de
plomb ;

3' Les travaux professionels dans lesquels le plomb
est employé pur ou sous forme de préparations diverses.

Le dénombrement de toutes les professions exposant à l'intoxication saturnine a été fait à diverses
reprises : M. J. Renaut, dans sa thèse d'agrégation,
en compte 48 ; M. le Professeur Proust, dans son
traité d'hygiène, en indique 56, mais l'énumération
la plus complète est donnée par M. Manouvriez qui
en énumère plus de cent et si différentes les unes des

autres, qu'un esprit non prévenu peut être tout surprit de les voir accolées pour la genèse d'accidents identiques.

Parmi ces divers corps de métier, M. Manouvriez signale bien celui des fleuristes, occupées à la préparation des fleurs artificielles blanches, jaunes ou rouges et maniant par conséquent des préparations colorées avec de la céruse, du chromate et de l'oxyde de plomb ; mais la méthode de travail qu'il incrimine pour ces ouvrières, le diamantage, est tout à fait différente de celle que nous avons en vue dans les cas qui nous occupent et nous aurons à y revenir.

Quoiqu'il en soit, quelle que soit la profession exposant au saturnisme, quelle que soit la forme sous laquelle le plomb est utilisé, ce toxique peut pénétrer dans l'organisme par diverses voies :

La peau, les muqueuses, les voies respiratoires et les voies digestives sont les quatre chemins qu'il peut suivre pour arriver dans le milieu intérieur, avant d'être transporté par la circulation dans nos différents organes.

L'absorption par la peau est la première hypothèse qui se présente à l'esprit, mais elle a été et est encore très controversée. Dès 1825, Canuet semblait être arrivé à empoisonner des chiens en les plongeant dans des bains d'acétate de plomb : mais plus tard les expériences de Tanquerel des Planches restèrent négatives. Puis les faits réunis en Angleterre par

Frank-Smith, en France par Manouvriez semblèrent démonstratifs et parurent établir l'absorption locale et directe par la peau : les accidents saturnins siégeaient ou prédominaient aux points le plus en contact avec les préparations de plomb, à droite chez les droitiers, à gauche chez les gauchers ; un homme qui piétinait la céruse était surtout atteint aux membres inférieurs ; dans deux autres cas il s'agissait de plombeurs de poterie de terre vernissée dont le travail consistait à saupoudrer les pièces humides avec du sulfure de plomb en poudre, et les troubles de sensibilité se montraient seulement à la main qui agitait le tamis ; l'autre main protégée contre les particules plombiques par la pièce à saupoudrer était indemne. Mais nous verrons que ces faits sont susceptibles d'une autre interprétation. Plus démonstratives sont les expériences de Drouet déterminant à volonté sur les lapins des paralysies de tel ou tel membre par des frictions avec une pommade à l'acétate de plomb. Confirmatif aussi le cas bien connu de Fremont : un homme ayant renversé un baril de céruse et voulant la ramasser la ramena avec sa main et son avant-bras gauche sur une planche d'où il la remit dans le baril ; ce travail ne dura que 4 à 5 minutes ; mais il ne s'essuya qu'incomplètement et il resta sur sa main et son avant-bras une certaine quantité de céruse ; le lendemain il avait une paralysie des extenseurs du bras gauche qui y resta localisée sans aucun signe d'intoxication générale.

L'absorption par les muqueuses est mieux démontrée ; la conjonctive, la muqueuse vaginale n'opposent qu'une faible barrière et l'on connaît des faits bien nets d'intoxication à la suite de l'emploi prolongé de collyres ou de douches vaginales à l'eau de Goulard (sous-acétate de plomb).

Les voies respiratoires semblent jouer en pratique un rôle important dans l'absorption du plomb qu'ont d'ailleurs bien montré les expériences de Tanquerel des Planches empoisonnant des chiens en leur introduisant de la céruse dans la trachée après trachéotomie.

Cette absorption par les voies respiratoires semble d'ailleurs être nettement mise en évidence par la fréquence des accidents saturnins chez les ouvriers vivant dans un milieu chargé de poussières plombifères qu'ils respirent continuellement.

Mais il faut ici se garder d'exagération et les notions récemment acquises sur le mode de défense des voies aériennes contre les infections et aussi contre les poussières sont venues restreindre le rôle de l'absorption respiratoire.

Que va-t-il se passer en effet, lorsque les particules plombifères pénètrent par le nez ou la bouche ? Elles seront d'abord arrêtées par les muqueuses de ces cavités grâce aux poils qui garnissent l'entrée des fosses nasales grâce à leurs anfractuosités, aux sinuosités que doit parcourir le courant aérien.

Si elles franchissent cette première barrière elles trouveront dans les bronches un mucus visqueux qui les englobera, des cils vibratils chargés d'expulser les corps étrangers et les produits sécrétés et qui les refouleront peu à peu vers l'orifice du larynx, enfin plus bas encore, si elles parviennent dans l'alvéole pulmonaire, les cellules à poussières, simples leucocytes migrateurs issus par diapédèse des vaisseaux lymphatiques les engloberont et les absorberont, par un processus de phagocytose, pour les détruire définitivement.

Cette résistance de l'épithélium respiratoire va donc suffire à protéger efficacement l'organisme. Ce n'est pas à dire que les poussières inhalées vont perdre tout rôle nocif : la plupart se seront arrêtées dans la bouche et le rhino-pharynx, se seront dissoutes dans la salive ou seront entraînées mécaniquement par elle dans l'acte de la déglutition, et deviendront ainsi par l'intermédiaire des voies digestives un facteur important de l'intoxication.

C'est donc l'introduction par les voies digestives qui semble en définitive résumer les différentes voies de pénétration du plomb dans l'économie. A côté de la déglutition des particules plombifères arrêtées dans la bouche entr'ouverte, et qui constitue peut-être le mode d'absorption le plus connu, nous devons

incriminer le contact avec la bouche des mains souil-
lées de particules plombifères, enfin l'absorption avec
les aliments, soit que ceux-ci aient été contaminés
par les poussières de l'atelier, soit qu'ils le deviennent
par le manque de soins de propreté des mains au
moment du repas.

Peut-être les détails dans lesquels nous venons
d'entrer paraissent-ils un peu longs. Ils nous ont
néanmoins paru nécessaires à donner, pour expliquer
le mode d'intoxication dans les cas qui nous occupent.
Nous aurons d'ailleurs à voir plus loin que l'intoxication ne suffit pas à elle seule pour créer les paralysies saturnines, nous devrons faire intervenir
d'autres éléments pour expliquer la localisation de
cet agent toxique sur les nerfs périphériques plutôt
que sur d'autres organes, et nous verrons quels fac-
teurs invoquer dans la genèse de ces paralysies.

Chapitre II

Possibilité de l'intoxication saturnine chez les ouvrières en fleurs artificielles. — Analyse chimique des papiers employés.

La possibilité et l'existence d'accidents toxiques chez les ouvriers ou plutôt les ouvrières en fleurs artificielles (puisque ce métier emploie presque exclusivement des femmes) sont connus depuis longtemps. Mais ce sont surtout les phénomènes dus à l'intoxication arsenicale qui ont attiré l'attention des hygiénistes. C'est en effet avec des préparations à base d'arséniate et d'acétate de cuivre (vert de Schweinfurt, vert de Scheele) que sont surtout colorés les tissus et papiers servant à la fabrication des fleurs artificielles.

Les accidents saturnins ne se montraient et très rarement d'ailleurs que chez les diamanteurs de fleurs artificielles ; ce sont les seuls que M. Manouvriez signale dans son article classique : on sait qu'on appelle feuilles et fleurs diamantées celles qui offrent à l'œil un aspect micacé et brillant imitant la rosée du matin et l'éclat des rayons lumineux. Cet effet est obtenu en revêtant les feuilles d'un enduit mou et en les soumettant à l'action de diverses poussières, particulièrement d'une poussière de cristal plombifère venue d'un tamis très fin qu'on agite à leur surface et dont l'air ambiant reste chargé.

Mais à côté de cette cause d'intoxication il en est une autre qu'ont les premiers signalée MM. J.-B. Charcot et P. Yvon en 1897 : les papiers employés dans les ateliers pour la préparation des fleurs et feuillages artificiels renferment une très notable quantité de plomb. Voici d'ailleurs les détails que donnent ces auteurs à ce sujet. Le papier ainsi utilisé est mince, non collé, d'une consistance analogue à celle du papier qui sert à rouler les cigarettes : les feuilles présentent les dimensions suivantes : 50 centimètres de hauteur sur 76 de largeur ; elles sont teintées de diverses nuances suivant l'usage auquel il est destiné, et leur couleur forme une gamme chromatique allant du brun, brun-verdâtre, vert-bleu, vert-jaune au jaune pur ; les premières nuances sont employées pour les fleurs et feuillages imitant les fleurs naturelles ; les papiers jaunes sont utilisés pour les fleurs dorées dites fleurs d'église.

Un certain nombre de ces papiers dont la couleur est franche ne renferment pas de plomb et sont colorés avec des dérivés d'aniline ou d'autres produits, et leur étude dans le cas présent n'offre aucun intérêt.

Mais toute une série formant une gamme colorée allant du jaune verdâtre au bleu verdâtre et ne présentant pas une couleur franche, renferme du plomb. La matière colorante est formée par un mélange de bleu et de jaune : ce dernier est constitué par du chromate de plomb. Un examen chimique n'est d'ailleurs pas nécessaire et un examen sommaire suffit à nous en convaincre.

Après avoir approché une bande de papier d'une flamme ou lui avoir fait toucher un charbon rouge on voit immédiatement le papier plombifère entrer en ignition, et la combustion continue et se propage sans flamme ainsi qu'on l'observe avec l'amadou nitré ou les mèches à briquet qui sont comme on le sait, imprégnées de chromate de plomb.

Quant à l'examen chimique détaillé voici comment il a été pratiqué par M. P. Yvon : on s'assure tout d'abord que le papier plombifère ne renferme pas de sel de plomb soluble, et, qu'il ne cède pas de ce métal à l'eau distillée ; on est ainsi certain que le sel de plomb employé n'est pas de l'acétate, mais bien du chromate de plomb : le papier jaune utilisé pour les fleurs d'églises est recouvert ou plutôt imprégné de chromate de plomb sans mélange ; il suffit en effet de le tremper dans l'eau alcalinisée par de la potasse ou de la soude pour qu'il se décolore presque immédiatement, surtout à chaud ; le chromate de plomb est en effet très soluble dans les alcalis caustiques ; le soluté reste coloré en jaune et l'acide acétique employé en quantité suffisante, en précipite le chromate de plomb.

En traitant de même par un soluté alcalin les papiers de couleur jaune verdâtre ou bleu verdâtre, on dissout tout d'abord le chromate de plomb qu'ils renferment, le dissolvant se colore en jaune et le papier devient bleu ; si l'on prolonge l'action du soluté alcalin, surtout à chaud, la matière colorante bleue entre à son tour en solution, et le papier se décolore.

M. Yvon avait espéré pouvoir doser le chromate de plomb en traitant directement les papiers par un soluté étendu de potasse caustique, puis en précipitant le sel de plomb par un excès d'acide acétique ; mais les essais auxquels il s'est livré lui ont montré qu'il ne fallait pas compter sur l'exactitude de ce procédé.

Le mélange colorant étant maintenu dans la pâte du papier à l'aide d'une matière agglutinante, la première chose à faire était de détruire la matière organique par incinération. D'autre part, la séparation du plomb par l'hydrogène sulfuré en présence du chrome étant assez délicate, il était préférable de doser ce métal à l'état de sulfate de plomb en le précipitant par l'acide sulfurique en un milieu alcoolique.

Par cette méthode, M. Yvon a recherché et dosé le

plomb dans les échantillons de papier qui lui ont été remis, dans une série d'autres papiers à fleurs artificielles en usage dans le commerce, enfin dans les bottes de pistils colorés en jaune.

Pour chaque feuille de papier examinée les dimensions étaient les mêmes :

76 centimètres sur 50, soit une surface de 0 mq 38. Le poids variait naturellement selon l'épaisseur et surtout selon la teneur du papier en matières colorantes.

La plupart de ces feuilles renfermaient du plomb en assez forte proportion, variant de 0 gr. 147 à 0 gr. 888 par feuille. Ce plomb était à l'état de chromate jaune (0 gr. 230 à 1 gr. 382) très soluble dans les alcalis caustiques.

Voici d'ailleurs le tableau emprunté à MM. Charcot et Yvon indiquant la tumeur en plomb pour chaque feuille.

	Poids de la feuille.	Quantité de plomb par feuille :	
	—	A l'état de chromate	A l'état de plomb
		—	—
Nº 1 (papier remis par la malade)	6 g.510	0 g.506	0 g.324
Nº 2 id.	»	néant	néant

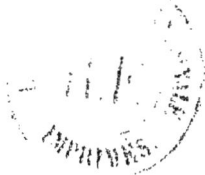

Papiers du commerce :

N° 3 jaune (fleur d'église)	6 g.439	1 g.086	0 g.695
N° 4	7 695	0 589	0 377
N° 5	6 420	0 455	0 291
N° 6	7 050	0 289	0 185
N° 7	7 060	1 387	0 888
N° 8	6 380	0 230	0 147
N° 9	6 340	0 609	0 390
N° 10	6 695	0 573	0 367
N° 11	7 975	1 055	0 675
N° 12	»	néant	néant
N° 13 pist. jaune d'or pour 10 gr.		0 109	0 070
N° 14 pist. jaune clair id.		0 102	0 065

Dans le cas qui nous occupe, M. J. Lacroix, interne en pharmacie de la clinique Charcot, a bien voulu analyser les papiers et les tissus apportés par notre malade et soupçonnés plombifères.

Vingt échantillons ont été soumis à son analyse, dix en papier dont la teinte variait du jaune de chrome au brun verdâtre, dix en tissu de couleur rouge, violet et vert.

Le tout représentant un poids de 3 gr. 48. La quantité de chacun de ces échantillons étant trop faible pour lui faire supporter une recherche quantitative du plomb, cette recherche a été effectuée sur l'ensemble des échantillons.

Après incinération, le poids des cendres a été trouvé égal à 0 gr. 095 milligrammes.

De ces cendres on a pu isoler directement une proportion de plomb à l'état de chromate (jaune de chrome) d'un poids de 0 gr. 061 milligrammes, correspondant à 0 gr. 0389 dixièmes de milligramme de plomb métallique.

Le résidu des cendres séparé du chromate de plomb et soumis à un traitement approprié, a abandonné un précipité de plomb à l'état de sulfate, d'un poids de 0 gr. 0219 dixièmes de milligrammes, correspondant à 0 gr. 015 milligrammes de plomb métallique.

Ce qui porte au total le plomb à 0 gr. 0389 + 0 gr. 015 = 0 gr. 0539 représentant approximativement le soixantième du poids des matières analysées. Enfin dans plusieurs échantillons de papiers colorés qui nous ont été remis au cours de notre enquête, et non seulement dans des papiers de couleur jaune, mais aussi dans des papiers jaunes mouchetés de vert, M. M. Guerbet préparateur à l'école de Pharmacie et à la Faculté de Médecine, a noté la présence de chromate de plomb en quantité considérable.

Voilà donc bien établi par des analyses chimiques précises que les papiers et les tissus colorés, employés pour la préparation des fleurs artificielles et spécialement ceux de nuance jaune, contiennent une proportion de plomb très appréciable, pouvant dans certains cas atteindre environ le dixième du poids de la feuille.

Comment ce plomb pénètre-t-il dans l'organisme, c'est ce que nous allons étudier maintenant.

Chapitre III

Mode de pénétration du plomb dans l'organisme chez les ouvrières en fleurs artificielles

Nous avons vu que, de toutes les voies que pouvait suivre le plomb pour pénétrer dans l'économie, c'était la voie digestive qui représentait le chemin le plus largement ouvert.

Mettant à part la question encore très controversée de l'absorption cutanée, c'est la seule que puisse suivre le plomb dans les cas qui nous occupent.

Ici, en effet, il n'existe nulle poussière que le courant d'air inspiré puisse entraîner avec lui dans les bronches ou laisser s'arrêter dans la cavité buccopharyngée, nulle émanation de gaz ou de vapeurs pouvant se charger de faire pénétrer l'agent toxique.

Les fleuristes découpent leurs feuilles de papier et les enroulent autour de tiges métalliques, et il n'y a là rien qui, au premier abord, puisse même faire germer l'idée de possibilité d'une intoxication quelconque.

Mais en poussant l'examen plus loin, en pénétrant au fond des choses pour connaître les tours de main du métier, les artifices qui rendent plus habile une ouvrière, nous apprenons des détails intéressants.

Après avoir découpé chaque feuille en bandes d'environ un centimètre de large, la fleuriste mouille en l'appliquant sur la langue une des extrémités de cette bande afin de la faire adhérer à la tige rigide ou flexible qui constituera les pétioles, pédoncules ou tiges des feuillages, fleurs ou arbustes artificiels ; puis par des mouvements de torsion et de traction combinés, elle enroule cette bande de papier sur toute la longueur de la tige qu'elle tient entre les doigts, et parvenue à l'extrémité, elle déchire la bande de papier, mouille l'extrémité libre et la fait ainsi adhérer au support.

L'expression de *passer* adoptée dans les ateliers de fleuriste désigne cette action de porter la feuille de papier à la bouche pour la mouiller, afin de la faire adhérer et de l'enrouler plus facilement. Elle est d'un usage courant, habituel ; c'est l'un des premiers éléments que l'on enseigne à l'apprentie débutante. Elle est évidemment antihygiénique au premier chef, et récemment encore le directeur d'une des plus grandes entreprises de fleurs artificielles de Paris chez qui nous avions poussé notre enquête, la déplorait hautement devant nous ; il nous faisait constater le mauvais état de la bouche d'un grand nombre de ses ou-

vrières, mais il y avait à ce mauvais état d'autres
raisons que l'absorption de sels plombiques : le manque de soins hygiéniques quotidiens et peut-être
aussi l'action des composés arsènicaux semblaient
jouer un rôle bien plus important.

Nous voilà donc néanmoins avertis de cette cause
possible d'absorption ; mais les sels de plomb, en
particulier, le chromate de plomb ont-ils une solubilité qui leur permette d'être obsorbés ?

Nous savons que le chromate est complètement
insoluble dans l'eau, mais qu'il est soluble dans les
alcalis. La salive qui est alcaline peut-elle en dissoudre une quantité appréciable ?

C'est ce qu'ont cherché MM. Charcot et Yvon, en
délayant, *in vitro*, dans 45 grammes de salive une
certaine quantité du papier plombifère n° 7, c'est-à-
dire de l'échantillon le plus riche en plomb.

Après dix jours de contact, le mélange fut ex-
primé, puis filtré à plusieures reprises sur du papier
très serré de manière à obtenir un liquide limpide et
ne tenant en suspension aucune parcelle de chromate de plomb.

La salive ainsi filtrée fut ensuite évaporée à sic-
cité, puis le résidu traité par l'acide azotique de manière à détruire toutes traces de matières organiques. Dans le résidu on put déceler des traces de
plomb très appréciables et les caractériser à l'état de
sulfure, puis de chromate de plomb.

D'autre part, par suite du mauvais état fréquent de la bouche et des fermentations qui en sont la conséquence, la salive se trouve être fréquemment acide ; mais le chromate de plomb est soluble également dans les solutions acides, et rien ne vient empêcher sa dissolution dans la salive ainsi modifiée.

La salive normale ou modifiée, dissolvant ainsi des traces appréciables de chromate de plomb, va donc chez les fleuristes servir de porte d'entrée à l'intoxication saturnine. En mouillant son papier, l'ouvrière va chaque fois dissoudre et absorber des traces de plomb, infinitésimales il est vrai, mais la répétition de cet acte, un nombre incalculable de fois pendant la journée, et la persistance pendant des années de cette absorption quotidienne pourra à la longue déterminer des symptômes d'intoxication.

C'est un mode d'absorption analogue à celui qui est bien connu chez les coloristes ayant la mauvaise habitude de mettre leurs pinceaux à la bouche (Charles Bernard). Chez les personnes faisant un usage fréquent de pains à cacheter colorés en rouge et chez qui plusieurs cas d'intoxication ont été rapportés par Layet, Manouvriez, Marmisse au Congrès d'hygiène de Paris (1878) et aussi par Marguerite ; enfin chez les couturières faisant usage de certaines soies contenant jusqu'à 17 et 20 gr. pour 100 d'acétate de plomb (Chevallier et Euleuberg) qu'elles coupent avec leurs dents, amincissent à l'extrémité en les passant dans leur bouche, les mâchonnant souvent un long temps.

Ces cas sont connus depuis longtemps, ils sont plus nombreux que les nôtres, car les composés plombiques qui entrent alors en jeu ont une solubilité beaucoup plus grande que le chromate de plomb.

Chapitre IV

Rareté de l'intoxication saturnine chez les fleuristes. — Ses manifestations.

————

L'intoxication saturnine est donc possible chez les ouvrières fleuristes et non seulement possible, mais elle existe réellement. Sans doute, elle est très rare, étant données les conditions du travail et aussi les conditions d'absorption du plomb qui ne peut être introduit dans l'organisme qu'à des doses infinitésimales.

Au cours de l'enquête à laquelle nous nous sommes livrés dans les principaux ateliers de fleuristes à Paris, nous n'en avons pas rencontré de nouveaux cas ; les chefs d'entreprise nous témoignaient même une surprise manifeste lorsque nous leur annoncions qu'il en existait deux cas ; il est vrai que la plupart niaient aussi et vraisemblement de bonne foi, l'existence de sels plombiques dans les papiers qu'ils employaient.

Quoiqu'il en soit, lorsque le plomb introduit dans

l'organisme n'est pas suffisamment éliminé, il va provoquer des symptômes d'intoxication ; ceux-ci n'apparaîtront qu'au bout d'un certain temps, lorsque la dose absorbée sera suffisante. Comme toujours aussi, ils seront de deux ordres : les uns constants, permanents, constituant de véritables stigmates de l'intoxication saturnine, comme le liseré gingival et l'anémie ; les autres contingents, intermittents et dépendant surtout des conditions individuelles propres à chaque sujet : telles seront les coliques, les paralysies, les arthralgies.

Le liseré gingival de Burton, sorte de raie bleuâtre tracé au collet des incisives inférieures, existait chez la malade de MM. Charcot et Yvon comme il existe chez la nôtre, signature de l'intoxication. Il est dû à l'imprégnation de la muqueuse gingivale par le sulfure de plomb formée par la réduction des sels de plomb contenus dans le plasma sanguin par l'hydrogène sulfuré existant dans la salive, soit normalement, soit consécutivement à la décomposition des parcelles alimentaires qui séjournent entre les dents.

L'anémie existe également, MM. Charcot et Yvon notent que leur malade était très anémique déjà depuis plusieurs années, qu'elle était pâle, amaigrie, que ses muqueuses conjonctives et gingivales étaient décolorées. Il en est de même chez notre malade dont les conjonctives et les gencives sont beaucoup plus pâles qu'elles ne devraient l'être normalement.

Les coliques de plomb ont existé aussi chez les deux malades que nous étudions. La première souffrait fréquemment de coliques accompagnées de vomissements et de constipation survenant par crises.

La seconde a présenté quatre ans après son entrée à l'atelier, et quelques mois avant le début de la paralysie qui nous l'a amenée, une crise violente de coliques accompagnée de vomissements bilieux répétés et d'une constipation tenace ; ces accidents ont duré une huitaine de jours. En l'absence de renseignements étiologiques précis, ces phénomènes douloureux avec constipation et vomissements n'ont pu être attribués à leur véritable cause et n'ont vraisemblablement pas été considérés à l'époque où ils se sont produits comme des coliques de plomb.

C'est donc seulement d'une façon rétrospective, que nous pouvons reconnaître leur nature et remonter à leur génèse. Nous n'hésitons pas d'ailleurs à penser que les cas de coliques saturnines peuvent chez les fleuristes être plus nombreux qu'on ne l'a dit jusqu'ici.

A mesure que la composition plombifère des matériaux employés sera mieux connue on pourra rapporter à l'intoxication saturniné, bien des cas ou l'on n'incriminait jusqu'à présent qu'une colique simple, une indigestion, un embarras gastrique ou de la constipation.

Quant aux autres accidents ordinaires du satur-

nisme chronique, goutte, albuminurie, encéphalo-
pathie, parotidite, etc. nous ne les avons pas trouvé
signalés. Mais il en est un, la paralysie des extenseurs, sur lequel nous voulons insister, d'autant plus
que c'est lui qui nous a inspiré l'idée de ce travail.

Chapitre V

La paralysie saturnine chez les fleuristes

———

C'est en remontant à la cause d'une paralysie présentant tous les caractères des paralysies saturnines et accompagnée d'autres symptômes d'intoxication par le plomb, survenant chez une femme travaillant à la préparation des fleurs artificielles que MM. J.-B. Charcot et Yvon nous ont fait connaître cette cause d'intoxication. Voici d'ailleurs l'observation qu'ils ont publiée :

OBSERVATION I.-- MM. J. B. Charcot et Yvon, (Archives de neurologie, mai 1897, n° 17, p. 347).

La nommée Jeanne B..., âgée de 32 ans, exerçant la profession de fleuriste, se présente le 9 février 1896 à la consultation externe de la Salpétrière. Elle se plaint d'une paralysie qui serait survenue presque subitement trois jours auparàvant et qui est localisée aux deux mains et aux deux avant-bras.

Les antécédents héréditaires de cette malade ne présentent aucune particularité à relever.

Personnellement, sans avoir jamais souffert d'aucune maladie aiguë, grave, notre jeune femme a toujours été d'une santé délicate.

Depuis plusieurs années déjà elle était, disait-elle très anémique. et souffrait fréquemment de coliques accompagnées de vomissements et de constipation survenant par crises. Ces crises d'ailleurs sont encore très fréquentes obligeant la malade à rester alitée six ou huit jours sans pouvoir supporter la moindre nourriture.

Etat actuel. — La paralysie des extenseurs des avant-bras et des mains pour laquelle la malade vient nous consulter a débuté il y a 3 jours ; elle s'en est aperçue le matin à son réveil et la paralysie s'est manifestée d'emblée avec l'intensité qu'elle présente aujourd'hui ; cependant au début la malade aurait ressenti dans les territoires paralysés quelques douleurs d'une intensité très faible et qui actuellement ont complètement disparu.

La main droite est pendante, flasque, pouvant être agitée en tous sens par les mouvements imprimés à l'avant-bras. La main ne peut être étendue sur l'avant-bras, ni les phalanges sur les métacarpiens ; mais cependant la malade peut étendre les phalangines sur les phalanges et les phalangettes sur les phalangines, quand on immobilise en extension, les phalanges sur les métacarpiens.

La flexion de la main est excessivement faible et à peine sensible, la flexion du pouce en particulier se fait à peine.

L'extension de la main sur l'avant-bras est impossible de même que les mouvements latéraux.

Les mouvements de supination sont conservés. Les mouvements de flexion et d'extension de l'avant bras sur le bras s'effectuent normalement et avec force.

A la vue et à la palpation on ne constate aucune modification morphologique bien accusée, si ce n'est toutefois un certain degré de mollesse des muscles de l'avant-bras et de l'éminence thénar ; pas de tumeur dorsale du carpe. Lorsque le bras est mis en flexion et que l'on cherche à vaincre cette flexion, on constate la saillie normale du long supinateur.

Le membre gauche présente les mêmes caractères mais moins accentués : de ce côté, la malade peut en effet étendre légèrement la main sur l'avant-bras ; mais elle exécute ce mouvement excessivement lentement. La flexion de ce côté est également un peu plus puissante qu'à droite, mais elle l'exécute uniquement avec les quatre derniers doigts de la main, le pouce n'intervenant pas.

La sensibilité cutanée est normale dans tous ses modes.

La malade ne présente de paralysie en aucun autre point du corps.

M. Huet qui a eu l'obligeance d'examiner électriquement notre malade nous a remis la note suivante :

Réactions électriques en rapport avec le diagnostic de paralysie saturnine.

Réaction de dégénérescence (D.-R) très prononcée à gauche dans l'extenseur propre et dans l'extenseur commun, moins accentuée dans le cubital postérieur et moins encore dans les radiaux.

Le long supinateur est indemne. A la main, la réaction

Pichardie   3

de dégénérescence est assez prononcée dans les muscles de l'éminence thénar, moins dans le premier interosseux dorsal, nulle dans les muscles de l'éminence hypothénar.

L'examen des viscères, cœur, poumons, foie, a donné un résultat négatif.

Les urines sont normales : la vue, l'ouïe sont normales, la malade est pâle, amaigrie ; ses muqueuses conjonctivales et gingivales sont décolorées ; la dentition est mauvaise, et l'on constate nettement au niveau du bord libre des gencives inférieures la présence d'un liseré ayant tous les caractères du liseré saturnin.

Elle ne présente pas actuellement trace de syphilis ou d'alcoolisme et un interrogatoire minutieux n'en fait pas révéler dans les antécédents personnels.

Elle exerce son métier de fleuriste depuis plus de dix années. Son travail consiste à enrouler du papier vert autour de tiges de caoutchouc également peintes en vert, fréquemment elle porte la feuille de papier à la bouche pour la mouiller afin de la faire adhérer et de l'enrouler plus facilement pour *passer*, suivant l'expression adoptée dans les ateliers de fleuristes.

L'observation qu'a bien voulu nous communiquer M. le Professeur Raymond qui en a d'ailleurs fait le sujet d'une de ses leçons cliniques, semble calquée sur la précédente.

OBSERVATION II (Due à l'obligeance de M. le Professeur Raymond).

Adrienne H.. , 17 ans, fleuriste, se présente le 2 avril 1901 à la consultation externe de la Salpétrière, se plaignant d'une paralysie bien accentuée de la main droite et d'un début de la même affection du côté gauche.

Dans ses antécédents héréditaires, nous relevons seulement que son père fut atteint dans l'adolescence d'une affection qui fut qualifiée chorée et qui dura plusieurs mois. Sa mère est bien portante. Elle a huit frères et sœurs tous en bonne santé et ne présentant aucune manifestation d'ordre nerveux.

Elle-même est née à terme ; elle n'a eu dans son enfance, ni convulsions, ni méningite ; son développement a toujours été normal. Réglée à 13 ans, ses règles ont toujours paru régulièrement tous les mois depuis cette époque. Enfin elle n'a eu aucune maladie infectieuse.

Elle exerce son métier de fleuriste, occupée à la préparation des fleurs artificielles depuis 4 ans ; elle y est astreinte tous les jours de 8 heures du matin à 7 heures du soir. Son travail consiste à découper dans des feuilles de papier des bandes larges comme le doigt, qu'elle enroule ensuite autour des tiges en mouillant avec la langue chacune des extrémités de cette bande pour la faire adhérer. Elle exécute ainsi de menus mouvements des doigts et des mains nécessaires pour rouler le papier et assez comparables aux mouvements d'émiettement ; mouvements qui sont répétés d'une façon continue, et qui n'ont pas été sans provoquer parfois des sensations pénibles de fatigue. — Quant aux papiers manipulés, ils sont de toutes les couleurs, mais le vert y domine.

Vers la fin de janvier 1901, elle eut une attaque de coliques violentes, très douloureuses, accompagnée de vomissements bilieux et d'une constipation tenace, résistant à plusieurs purgations. Cette attaque dura une huitaine de jours.

Au commencement de mars, elle éprouva dans le bras droit quelques douleurs sourdes, des élancements passagers mais peu pénibles, des sensations de fourmillements et d'engourdissements. Ces phénomènes subjectifs persistèrent quelques jours d'une façon peu intense d'ailleurs ; c'est à ce moment que la malade s'aperçut que sa main droite s'affaiblissait peu à peu, et en particulier que son poignet et ses doigts « tombaient » et qu'elle éprouvait beaucoup de difficulté à les relever.

Cette parésie alla en s'accentuant peu à peu et la malade ne tarda pas à éprouver aussi une légère faiblesse dans la main gauche. Mais elle ne prit pas garde à tous ces phénomènes, se contentant de quelques frictions sur les bras, et c'est seulement au bout d'un mois qu'elle se décida à venir consulter à la Salpêtrière, le 2 avril.

Etat actuel. — On constate, dès le premier abord, une paralysie des extenseurs du côté droit.

A droite, le poignet est tombant, fléchi presque à angle droit sur l'avant-bras ; la malade ne peut le relever qu'avec la plus grande peine, et incomplètement d'ailleurs. Ce sont l'index et le petit doigt qui se relèvent le plus facilement, et dans la position de repos, la chute des deux doigts médians est plus accusée que celle des autres : selon l'expression classique la malade « fait les cornes ». L'extension des doigts sur la main est également impossible, même en maintenant le poignet dans l'extension forcée. Si cependant on prend soin d'allonger et de maintenir allongées les premières phalanges, l'extension des phalanges suivantes s'effectue normalement.

L'écartement des doigts est possible mais se fait sans force. Les mouvements d'adduction du pouce sont conservés ceux d'abduction sont très affaiblis. Les mouvements de flexion des doigts et du poignet sont intacts. Quand aux mouvements de latéralité du poignet ils sont totalement impossibles.

Enfin les mouvements de flexion et d'extension de l'avant-bras sur le bras, d'abduction de l'épaule s'exécutent normalement. Le long supinateur est conservé, il suffit après avoir placé l'avant-bras en demi-flexion d'essayer de l'allonger en commandant à la malade de résister, pour constater à la vue et au palper la corde que forme le long supinateur fortement contracté.

A gauche. — Tous les mouvements de l'avant-bras et du bras sont intacts, s'exécutant avec une force normale ; la paralysie semble cantonnée dans l'éminence thénar. Sans doute les mouvements sont conservés, mais ils s'exécutent sans force et en particulier le mouvement d'opposition du pouce aux autres doigts est très faible.

Dans tous les territoires paralysés, on ne constate aucun trouble de la sensibilité, qui est partout intacte. Mais il existe un tremblement léger, menu et bilatéral dans les deux mains droite et gauche.

Pas de contractions fibrillaires des muscles paralysés, pas d'atrophie musculaire appréciable à la vue et au palper. pas de troubles trophiques de la peau, pas de tumeur dorsale du poignet.

Les réflexes osseux du poignet sont conservés ainsi que les réflexes olécraniens.

Du côté des membres inférieurs, il n'existe aucun trouble de la motilité ni de la sensibilité : les réflexes rotuliens sont normaux et égaux.

A l'examen des gencives, on note sur le bord libre inférieur un liseré bleuâtre très manifeste.

Enfin il n'existe du côté des organes des sens, yeux, ouïe, odorat, goût, aucun stigmate hystérique ; et l'examen complet de la malade ne nous a permis de constater nulle part l'existence d'une zône hystérique.

L'examen des réactions électriques des muscles paralysés, qu'a bien voulu pratiquer M. Huet, a donné les résultats suivants :

A droite, dans l'extenseur commun des doigts et dans les extenseurs propres de l'index et du petit doigt, réaction de dégénérescence (D R) (moins accentuée cependant dans l'extenseur de l'index) : Contractilité faradique de ces muscles extrêmement diminuée, contractilité galvanique diminuée avec contractions lentes et inversion de la formule N < P, c'est-à-dire action du pôle négatif inférieure à celle du pôle positif.

Pas de D R dans le cubital postérieur, les muscles propres du pouce, les radiaux, le long supinateur.

Pas de D R dans les fléchisseurs, le biceps et le deltoïde.

A la main, dans les muscles de l'éminence thénar, réac-

tion de dégénérescence : (excitabilité faradique très diminuée, excitabilité galvanique diminuée avec contraction
lente et N < P).

Pas de D R dans les muscles de l'éminence hypothénar.

A gauche, même état de la main.

Réaction de dégénérescence dans l'éminence thénar, pas
de D R dans l'éminence hypothénar.

Pas de D R dans les muscles de l'avant-bras. ni dans les
extenseurs, ni dans les fléchisseurs. ni dans le biceps, ni
dans le deltoïde.

Ici donc, il s'agit encore réellement d'une paralysie saturnine. La réalité de l'intoxication est démontrée par ce que nous savons des conditions dans
lesquelles travaille notre malade. par la présence du
liseré gingival de Burton.

Les caractères eux-mêmes de l'affection nous dé-
montrent la nature saturnine de cette paralysie : il
ne peut évidemment s'agir d'une paralysie radiale
dont le début eût été beaucoup plus brusque, qui eût
atteint le long supinateur, respecté les petits muscles de l'éminence thénar, ne se serait pas accompa-
gné des mêmes troubles des réactions électriques, et
en particulier de la réaction de dégénérescence.

Quant à l'hystérie, même à cette forme spéciale
d'hystérie connue sous le nom d'hystérie saturnine,
elle ne peut être davantage en cause : l'affection
n'eût présenté ni le début lent, ni la localisation, ni

l'absence de troubles de la sensibilité objective, ni enfin les troubles électriques que nous observons chez notre malade.

Exactement comme dans le cas de MM. Charcot et Yvon ce sont les muscles extenseurs et les muscles de l'éminence thénar qui sont atteints et au type classique anti-brachial de Remak, vient s'ajouter une partie du type Aran-Duchenne.

C'est la coexistence de ces deux localisations que nous allons essayer d'expliquer.

Chapitre VI

Essai sur la pathogénie des paralysies saturnines basé sur les conceptions récentes des névrites professionnelles.

———

Nous n'essayerions pas d'interpréter après tant d'autres les raisons qui localisent la paralysie saturnine sur divers groupes musculaires plutôt que sur d'autres, si des travaux récents n'étaient venus jeter un jour nouveau sur cette question.

Sans doute il reste bien établi que la paralysie saturnine est une affection des nerfs périphériques ou mieux, comme le montrait encore récemment M. le Professeur Raymond une affection du neurone moteur périphérique.

Mais les raisons de cette localisation sur tel ou tel neurone moteur de préférence à tel autre, qui fait que tel groupe musculaire est paralysé de préférence à tel autre, voilà ce qu'aucune des théories anciennement proposées n'avait pu expliquer d'une façon satisfaisante.

Depuis longtemps on a abandonné la conception d'Hitzig invoquant la contraction plus fréquente des fléchisseurs qui les met moins longtemps en contact avec le sang veineux chargé de particules plombiques.

Potain accusait l'insuffisance d'irrigation sanguine des extenseurs qui ne reçoivent leurs vaisseaux que de l'intérosseuse, tandis que les fléchisseurs reçoivent le sang des deux grosses artères de l'avant-bras.

Quant à l'intégrité du long supinateur, elle était aussi l'objet de discussions : Hitzig, fidèle à sa théorie l'expliquait en rattachant fonctionnellement et anatomiquement ce muscle au groupe des fléchisseurs : son système veineux est le même et se jette dans la médiane céphalique tandis que celui des extenseurs s'abouche dans la veine interosseuse dorsale.

M. R. Lépine partisan de l'origine centrale et non plus périphérique de la paralysie saturnine invoquait que dans la moelle cervicale les origines des nerfs du long supinateur appartiennent à la colonne des fléchisseurs distincte de celle des extenseurs.

Mais à côté de toutes ces théories, une conception déjà ancienne accusait simplement la fatigue musculaire d'être la cause déterminante de la localisation ; bien des auteurs déjà avaient observé que l'impotence se manifestait surtout dans les groupes musculaires qui étaient soumis dans une profession ou dans un travail donnés à la plus grande somme de fatigue par suite de leurs contractions répétées.

Ainsi, comme le fait remarquer Déjerine-Klumpke, l'observation faite par Manouvriez que la paralysie atteint de préférence le membre supérieur droit chez les droitiers, le gauche chez les gauchers est vraie et exacte ; mais que le fait doit être très probablement rapporté bien plus à la fatigue d'un groupe musculaire fonctionnel qu'à l'action directe locale du plomb à travers la peau.

Chez les fondeurs de caractères d'imprimerie par exemple qui arrivent à fabriquer jusqu'à 3,000 et même 5,000 lettres par jour, à l'influence nuisible des émanations s'ajoute certainement celle de l'exagération du mouvement professionnel qui consiste pour chaque lettre à jeter le métal en fusion dans le moule, donner une petite secousse, rejeter la lettre formée et refermer le moule.

Le fait est surtout frappant chez les tailleurs de limes. Comme l'a démontré Mœbius, la paralysie ne débute pas par les extenseurs, mais se cantonne d'abord aux petits muscles de la main.

La fatigue à elle seule peut d'ailleurs suffire à provoquer des névrites sans qu'il soit nécessaire que l'infection ou l'intoxication entrent en jeu.

W. Zenker le premier attira l'attention sur ces faits et MM. Ballet et Leudet assignèrent à ces affections la dénomination à présent acceptée de névrites professionnelles.

Beaucoup d'autres travaux ne tardèrent pas à être publiés sur ce sujet, en Allemagne par Roth, Bernhard, Remak et bien d'autres auteurs parmi lesquels nous citerons Litthauer et Steudel décrivant la paralysie des tambours, Gerhart et Rieder, celle des porteurs de briques, Osann celle des déchargeurs de charbon, Cœster celle des cigarières, Mœbius, celle des joueurs de cithare, etc. ... ; en France, l'école de la Salpêtrière en a publié plusieurs cas, avec MM. Charcot, Meige, Souques, Huet, Duval. Guillain ; en Angleterre enfin, Gowers, Poore, Ross, Suckling, en rapportent aussi des exemples.

Le surmenage ne produit pas seulement des altérations musculaires ; les déchets organiques, les produits de désassimilation non éliminés n'intoxiquent pas seulement les muscles et les nerfs pour en entraver le fonctionnement : mais en outre selon les recherches de Guerrini, les troubles provoqués par la fatigue sont jusqu'à un certain point attribuables aussi à des lésions anatomiques des cellules nerveuses cérébrales, spécialement dans la zone motrice.

D'autre part, les expériences de Joteyko montrent que les phénomènes de fatigue se déclarent aussi dans les nerfs périphériques.

Edinger enfin pense qu'il existe à l'état normal un équilibre relatif instable entre les différentes cellules des tissus : dès qu'une partie des cellules nerveuses est affaiblie pour une cause ou une autre, fatigue extrème par exemple, les autres cellules prolifèrent et étouffent les tissus moins résistants ; et le surmenage provoque ainsi la destruction des cellules des nerfs moteurs périphériques d'où atrophie des muscles correspondants.

Madame Baraks (née Doïlidsky) vient de réunir dans sa thèse toutes ces observations et tous ces travaux en étudiant les névrites professionnelles dans la plupart des corps de métier. Elle montre nettement que la localisation de ces névrites dépend, d'une part, de l'attitude conservée par l'ouvrier pendant le travail, d'autre part du point sur lequel vont agir les compressions et les tiraillements exercés sur les nerfs par les muscles contractés, enfin du surmenage lui-même produit par les contractions musculaires, saccadées, répétées et longtemps continuées avec des intervalles de relâchement de peu de durée.

Si ces causes, à elles seules, peuvent provoquer l'apparition de névrites, il semble que cette apparition aura encore beaucoup plus de chances de se réaliser lorsqu'un agent toxique ou infectieux en circulation dans l'organisme sera en quelque sorte appelé en un point, mis en état de moindre résistance, préparé par la fatigue et le surmenage qui vont déterminer la localisation.

Ne sont-ce pas là, les conditions que nous trouvons

réalisées chez les saturnins ? Le mode de travail amenant la contraction repetée, le surmenage de certains muscles, ne va-t-il pas être la cause efficiente de localisations différentes selon les corps de métiers ?

Chez nos deux malades par exemple, occupées à la même profession, pratiquant un travail rigoureusement identique, nous trouvons une localisation identique aussi de la paralysie : ce sont les muscles de l'éminence thénar qui sont atteints, muscles qui jouent un rôle si important et presque exclusif dans l'action de rouler ; ce sont également les extenseurs qui maintiennent le poignet relevé, l'empêchent de tomber, et contribuent aux mouvements d'extension des doigts.

Nous n'allons certes pas jusqu'à soutenir que cette théorie soit absolue, où qu'elle soit applicable à tous les cas. Il nous a paru cependant intéressant et utile de l'indiquer et de l'esquisser.

C'est maintenant une observation patiente, une étude approfondie des conditions précises de travail et de fatigue musculaires chez chaque saturnin paralysé mises en regard de la liste des muscles atteints qui pourront seules venir confirmer ou ébranler l'hypothèse que nous avons formulée.

Chapitre VII

Traitement

———

Nous n'avons rien de particulier à mentionner sur le traitement de l'intoxication saturnine chez les ouvrières en fleurs artificielles. Il sera ici ce qu'il est dans tous les cas analogues.

Mais c'est surtout vers la prophylaxie de cette intoxication que doivent tendre nos efforts, et elle nous paraît ici bien facile à réaliser.

La fabrication des fleurs artificielles n'a rien d'insalubre au point de vue qui nous occupe ; elle ne peut le devenir que si les papiers plombifères fréquemment portés à la bouche ou mâchonnés permettent à la salive de dissoudre les sels de plomb qu'ils renferment. Dès lors, rien de plus simple que de supprimer cette cause d'absorption.

Puisque les extrémités des bandes de papier doivent être mouillées pour adhérer à la tige, il est bien facile de remplacer la langue et la bouche de l'ouvrière par une éponge imbibée d'eau et maintenue humide.

C'est la pratique que nous avons recommandée dans les ateliers que nous avons visités, espérant ainsi combattre à la fois les dangers, non seulement de l'intoxication saturnine, mais aussi ceux de l'intoxication arsenicale à laquelle sont exposées les fleuristes.

Conclusions

———

1° Il existe chez les ouvrières en fleurs artificielles à côté de l'intoxication arsenicale qui est bien connue, une intoxication saturnine, beaucoup plus rare et presque complètement ignorée.

2° Cette intoxication saturnine n'est pas seulement due au diamantage des fleurs avec des poussières plombifères. Elle résulte aussi de l'usage des papiers teintés par des couleurs à base de plomb.

3° A ce point de vue les papiers les plus dangereux sont les papiers de nuance jaune, dont certains contiennent jusqu'au dixième de leur poids de chromate de plomb.

4° C'est, en imprégnant avec leur salive pour les faire adhérer à la tige, les bandelettes découpées dans ces papiers que les fleuristes s'exposent à l'intoxication ; la solubilité du chromate de plomb dans la salive a d'ailleurs été démontrée.

5° L'intoxication saturnine est cependant très rare chez les fleuristes, et ne survient qu'à longue éché-

Pichardie   4 ance, vu la quantité extrêmement faible de plomb qui peut être absorbée quotidiennement.

6. Elle se traduit par ses symptômes et ses accidents habituels, mais qui peuvent passer inaperçus ou être attribués à d'autres causes si l'on n'est pas prévenu de leur possibilité.

7. Le plus frappant de ces accidents est la paralysie, présentant ici ses caractères ordinaires et nettement individualisée par son aspect clinique et les réactions électriques des muscles paralysés.

8° La fatigue musculaire et nerveuse qu'occasionne la répétition constante de certains mouvements pouvant dans certains cas provoquer à elle seule des névrites dites professionnelles, il serait peut-être possible d'invoquer chez les saturnins cette même cause comme servant de point d'appel à la localisation de l'agent toxique.

9. Le traitement sera surtout prophylactique ; il serait préférable d'humecter les papiers avec une éponge mouillée au lieu de les porter à la bouche.

Vu : le Président de la Thèse,
RAYMOND.

Vu : Le Doyen,
P. BROUARDEL.

Vu et permis d'imprimer :
Le Vice-Recteur de l'Académie de Paris,
GRÉARD.

Bibliographie

Babinski. — Névrites (in Traité de Médecine Charcot-Bouchard, t. VI), 1ᵉ édition.

G. Ballet. — Accidents consécutifs à la compression habituelle du cubital. Revue de médecine, 1884, p. 484.

Baraks (Mᵐᵉ née Doïlidsky). — Les névrites professionnelles. Paris, 1901.

Bernard (Charles). — Union médicale, 17 décembre 1853.

Canuet. — Essai sur le plomb considéré dans ses effets sur l'économie animale et en particulier sur la colique de plomb ou saturnine. Thèse Paris, 1825.

J.-B. Charcot. — Article intoxication saturnine, in Man. de Méd. de Debove et Achard, t. VII.

J.-B. Charcot et Yvon. — Sur une cause ignorée d'intoxication saturnine. — Fabrication de fleurs artificielles. Archives de Neurologie, 17 mai 1897, p. 347. Congrès d'hygiène de Paris, 1878.

Déjerine Klumpke (Mᵐᵉ). — Des polynévrites en général ; des paralysies et atrophies saturnines en particulier. Th. Paris, 1889.

Drouet (L.-A.). — Recherches expérimentales sur le

rôle de l'absorption cutanée dans la paralysie saturnine. Thèse Paris, 1875.

Edinger, Volkmann's Vartraage. — Neue Folge, n° 106, cité par Muthmann. Thèse de Bonn, 1900.

Franck Smith. — Lead poisoning. The Lancet, 1869, vol. I, p. 746.

Frémont. — France médicale, 1882, p. 892.

A. Gautier. — Le cuivre et le plomb dans l'alimentation et l'industrie au point de vue de l'hygiène. Paris, 1883.

Gowers. — A Manual of Diseases of the nervous system, II, p. 476.

Guerrini. — Contribution à l'action de la fatigue sur la structure des cellules nerveuses de l'écorce cérébrale. Archives italiennes de biologie, XXXII, p. 62.

Hitzig. — Studine uber Bleinergiftung. Berlin, Hirchwald, 1868.

Huet. — Sur un cas de névrites professionnelles. Revue neurologique, 15 mai 1900, n° 9.

Huet et Guillain. — Névrite cubitale professionnelle chez un boulanger. Revue neurologique, 15 et 30 mars 1900, n°s 5 et 6.

Joteyko. — Recherches expérimentales sur la résistance des centres nerveux médullaires à la fatigue. Neurologisches Centralblatt, 15 mai et 1er juin 1900, n°s 10 et 11.

Layet (Alex.). — Article Fleuriste, in Dictionn. encyclop. des sciences médicales.

Letulle. — Saturnisme, in Traité de Médecine de *Brouardel-Gilbert*, t. III.

Leudet. — Société française pour l'avancement des sciences, 12ᵉ session, Rouen 1883.

Manouvriez. — Intoxication saturnine locale et directe par absorption cutanée. Thèse Paris, 1873.

Manouvriez. — Article Plomb, in nouveau Dictionn. de méd. et de chir. pratiques.

Marguerite. — Revue d'hygiène, 1879.

Mazin (Paul). — Les poudreuses de fabriques de porcelaine (intoxic. saturn. professionnelle). Thèse Paris, 1900.

Potain. — Intoxication saturnine. Bulletin médical, 22 juillet 1891.

Proust. — Traité d'hygiène, deuxième édition, Paris 1881.

Raymond. — Leçons sur les maladies du système nerveux. T. II, 1895-96.

Renaut. — De l'intoxication saturnine chronique. Thèse agrégation, Paris 1875.

Richardière. — Intoxication par le plomb, in Traité de médecine *Bouchard-Brissaud*, deuxième édition, t. III.

F. Schaefer. — Ueber Arbeit paresen. Thèse Berlin, 1890.

Tanquerel des Planches. — Traité des maladies saturnines. Paris, 1839.

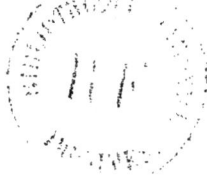

Imp. de la Faculté de médecine, L. BOYER, 15, rue Racine, Paris